현실감각 훈련　　　　　　　　　　　　　　　　년　월　일　요일

올해의 버킷 리스트

올해에 꼭 이루고 싶은 버킷 리스트들을 빈칸에 적어보세요.

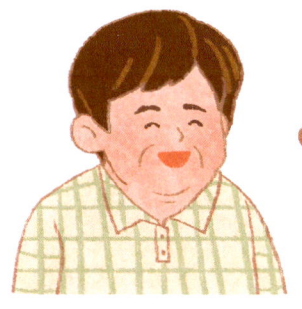

'**버킷 리스트**'란 죽기 전에 한 번쯤 꼭 해보고 싶은 '**소망 목록**'을 뜻하는 신조어입니다.

월	
1월	
2월	
3월	
4월	
5월	
6월	
7월	
8월	
9월	
10월	
11월	
12월	

그림 끝말잇기

도형이 있는 자리에 들어갈 알맞은 그림을 찾아 끝말잇기를 연결해 보세요.

냄새 — ○ — 우주 — X — 색종이

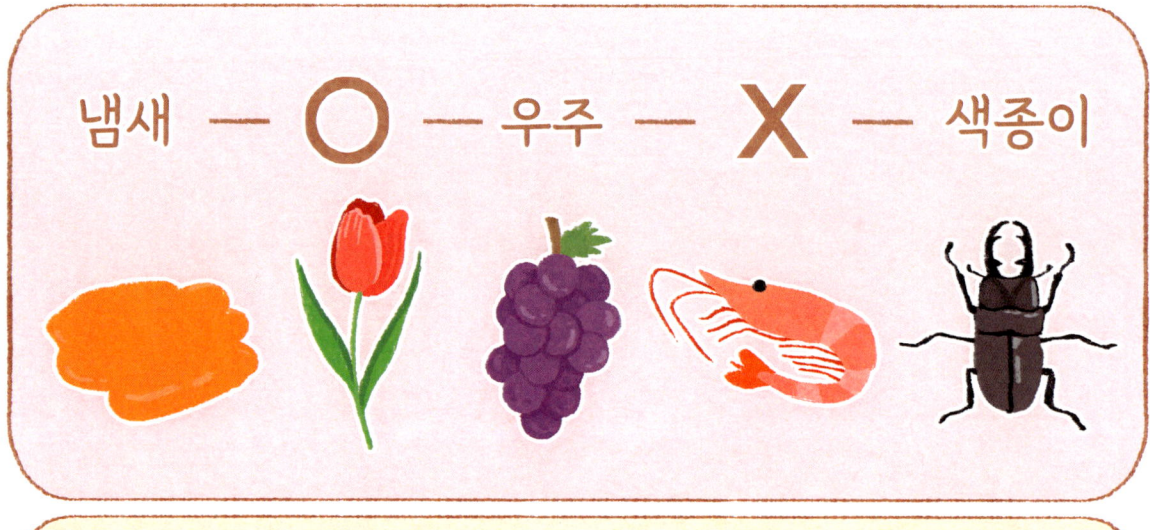

표준 — 준비 — ○ — 기대 — □

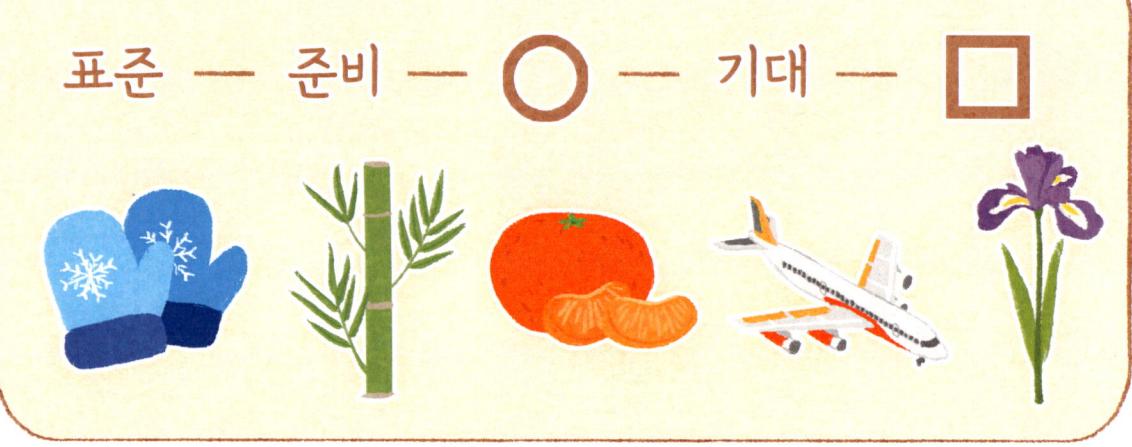

보배 — 배우 — △ — 유채꽃 — X

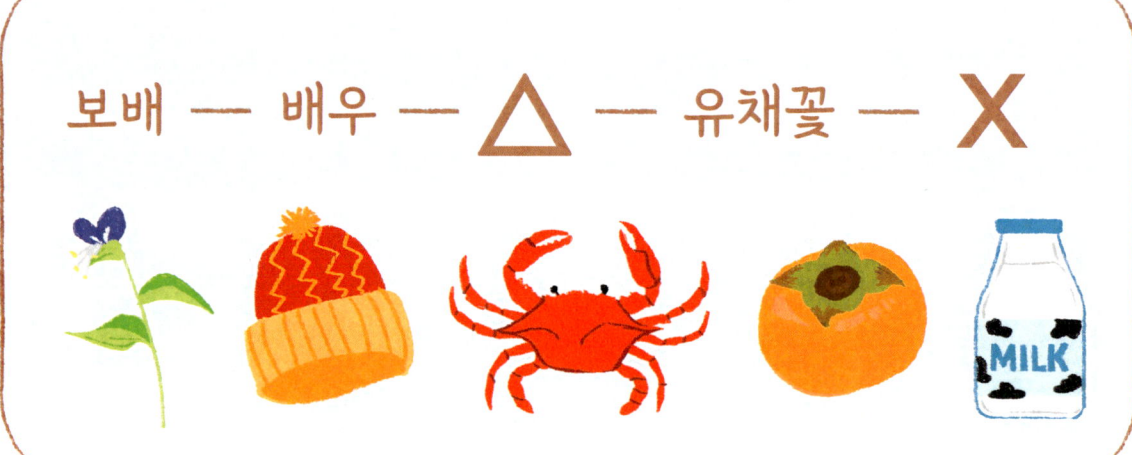

나무로 만들 수 있는 물건

나무로 만들 수 있는 물건을 찾아 모두 동그라미 해보세요.

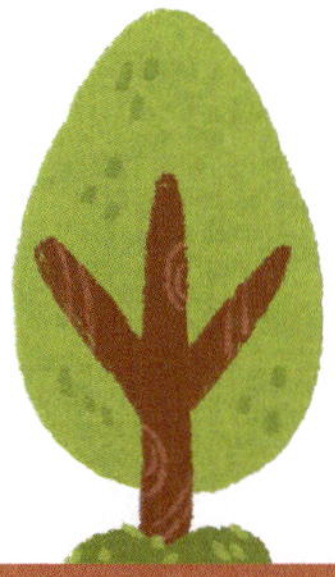

재료: 나무

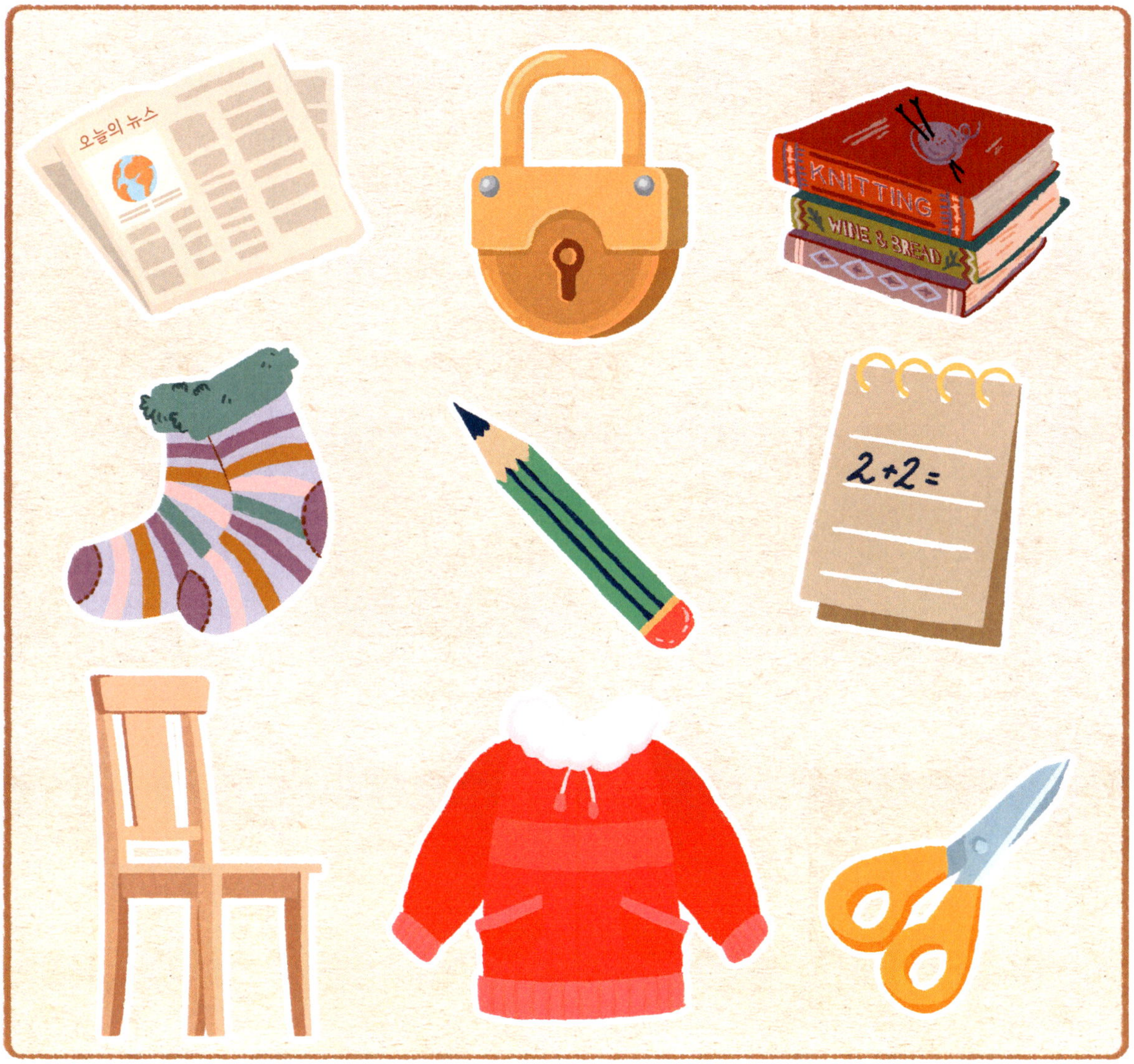

그림자 연결하기

그림의 그림자로 올바른 것을 찾아 선으로 연결해 보세요.

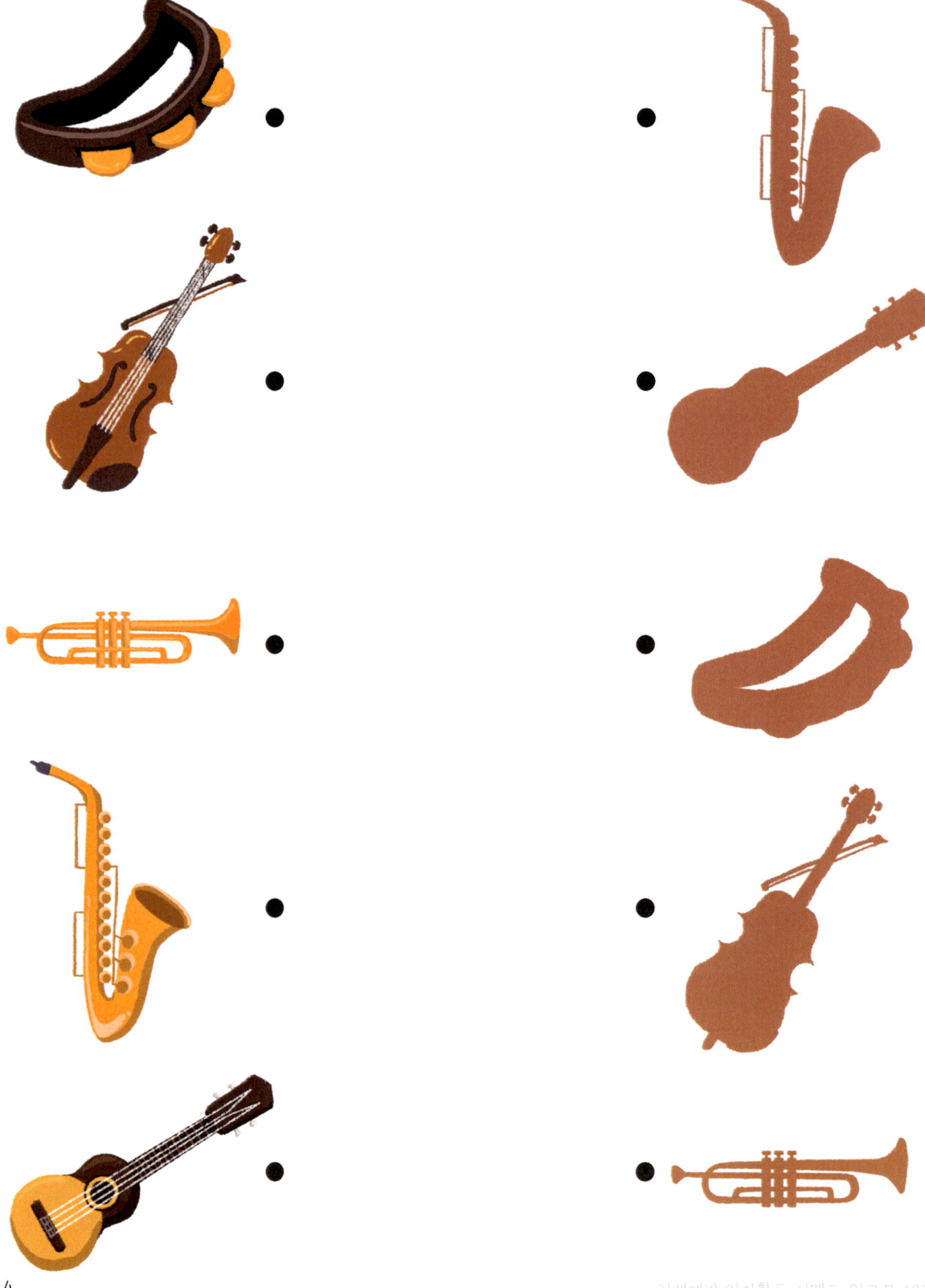

규칙 찾기

문제의 규칙을 찾아 빈칸에 알맞은 답을 적어 넣으세요.

❶

| 2 | | 6 | 8 | 10 | | 14 |

❷

| 5 | 10 | 15 | | 25 | 30 | |

❸

| 3 | | 9 | 12 | 15 | 18 | |

❹

| | 14 | 21 | 28 | | 42 | |

❺

| | 12 | 18 | 24 | 30 | 36 | |

연못에 사는 것들

연꽃, 거북이, 잉어의 개수를 세어 빈칸에 답을 적어보세요.

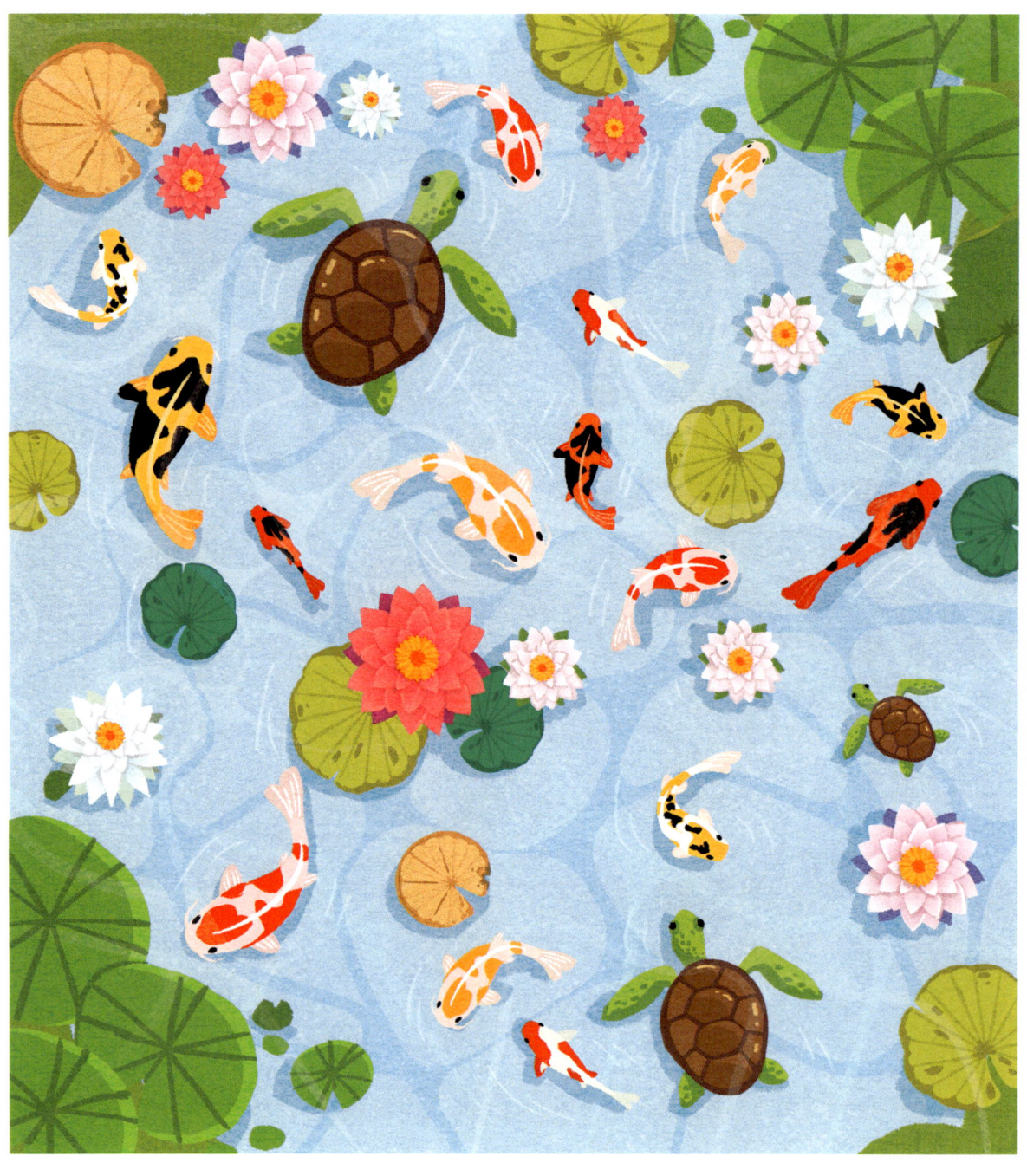

연꽃: ☐ 송이　**거북이:** ☐ 마리　**잉어:** ☐ 마리

기억력 훈련   년   월   일   요일

가고 싶은 장소 1

사람들의 말을 잘 기억하고, 다음 장으로 넘어가세요.

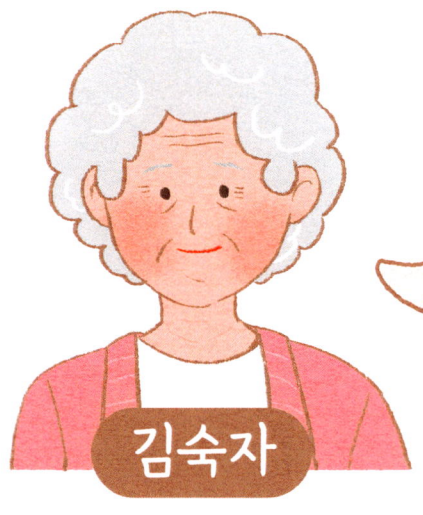

저는 영화관에 가서 영화를 보고 싶어요.

김숙자

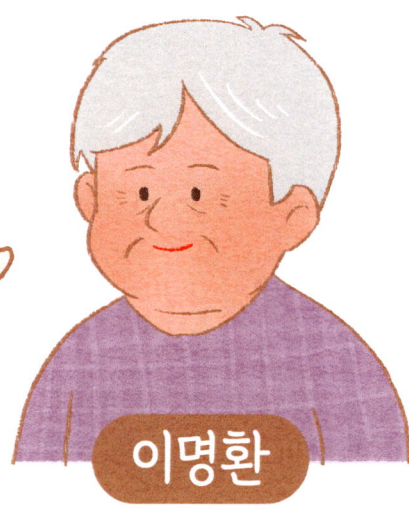

저는 아들 집에 가서 손자를 보고 싶어요.

이명환

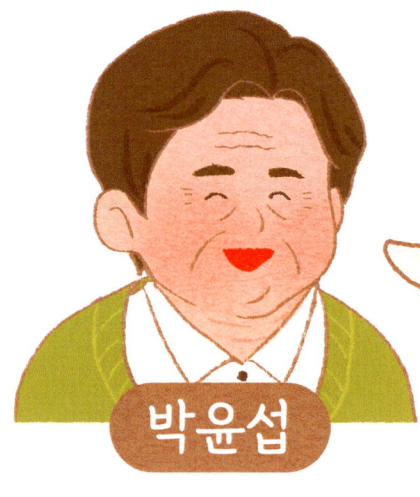

난 서점에 가서 책을 사고 싶어.

박윤섭

기억력 훈련   년   월   일   요일

가고 싶은 장소 2

앞 장의 내용과 맞게 선을 이어보고 아래 질문에 답해보세요.

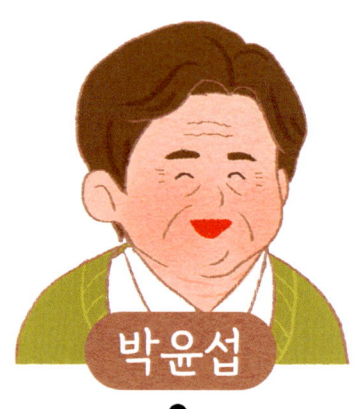 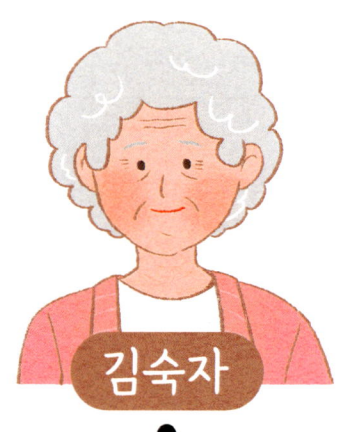 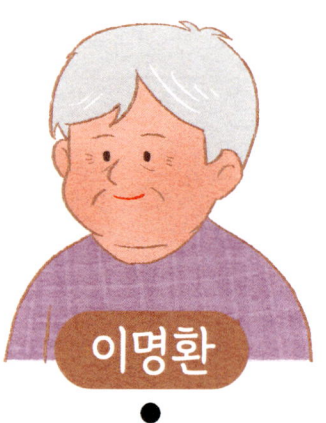

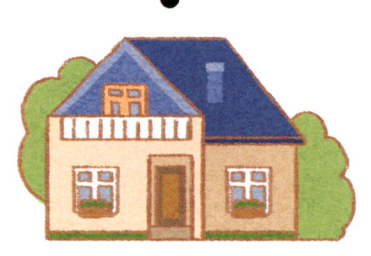 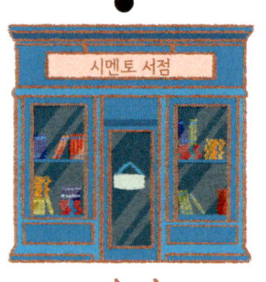 

내가 가고 싶은 장소와 그 이유를 적어보세요.

_____

_____

현실감각 훈련   년 월 일 요일

나들이 회상하기

나들이를 갔던 기억을 떠올리며 아래 질문에 답해보세요.

마지막으로 나들이를 간 장소는 어디인가요?

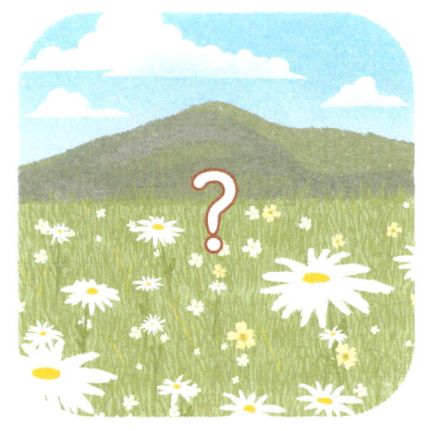

답변: _____

어느 계절에 나들이를 갔나요?

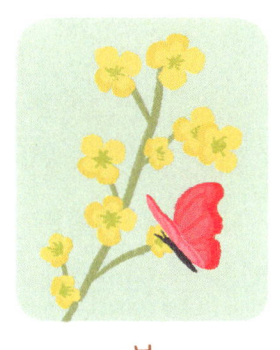 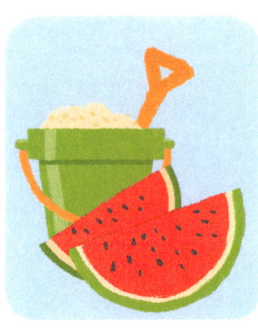 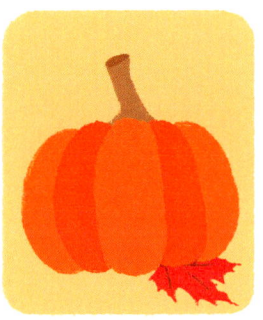 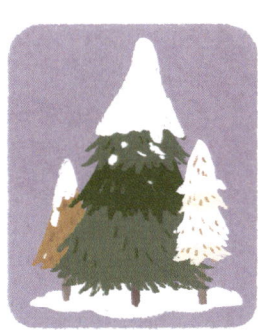

   봄   여름   가을   겨울

누구와 함께 나들이를 갔는지 적어보고, 기분이 어땠는지 답해보세요.

_____

_____

언어력 훈련

이름 삼행시

빈칸에 내 이름을 적어보고, 하단에 내 모습을 그려보세요.

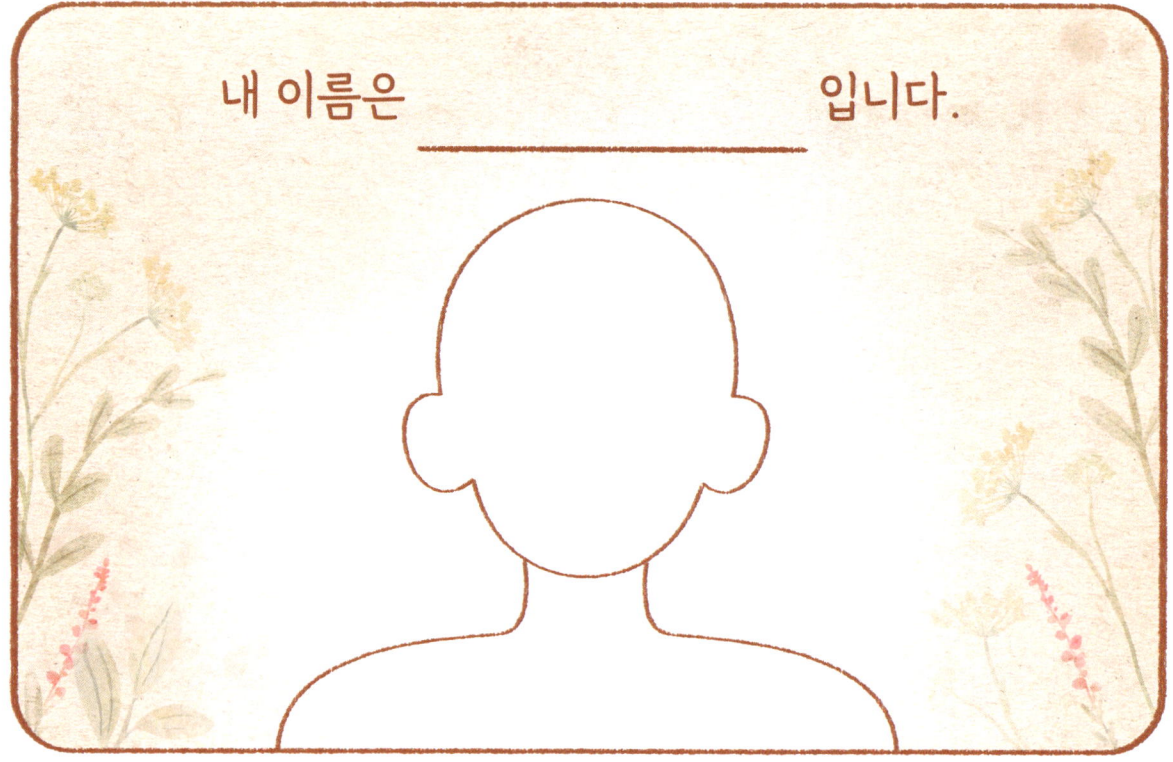

내 이름으로 삼행시를 만들어 보세요.

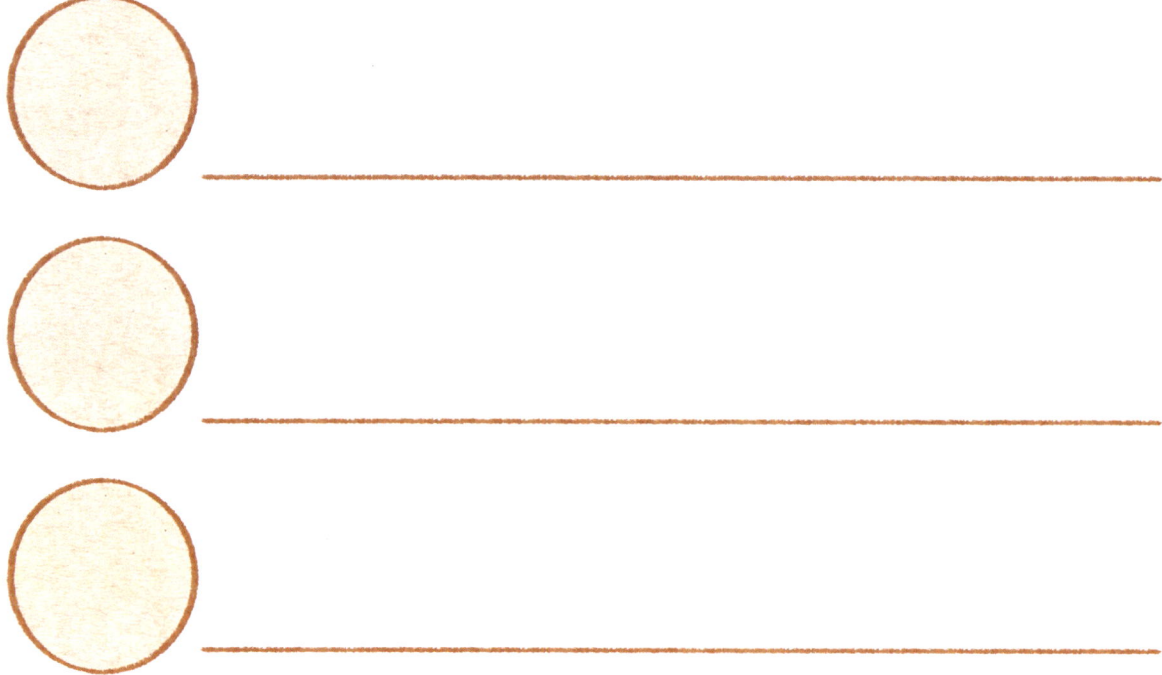

수수께끼 풀기

〈보기〉를 참고하여 빈칸을 채우고, 수수께끼의 정답을 맞혀보세요.

보기

△ : 4   ■ : 꼬리   ▲ : 0   ♡ : 귀   ♤ : 야옹

☆ : 바다   ◀ : 2   ○ : 꿀꿀   ★ : 육지   ♥ : 멍멍

힌트 1) 나는 ★ [   ]에서 삽니다.

힌트 2) 나는 다리가 △ [   ]개입니다.

힌트 3) 나는 ■ [   ]가 짧습니다.

힌트 4) 나의 울음소리는 ○ [   ]입니다.

힌트를 참고하여 수수께끼의 정답을 찾아 동그라미 하세요.

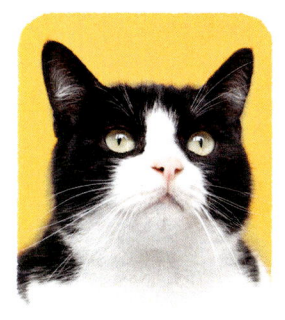
고양이

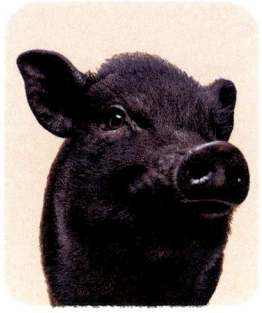
돼지

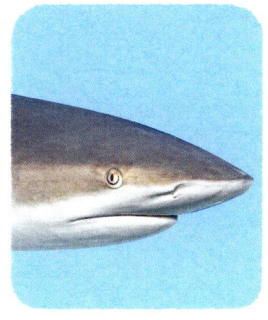
상어

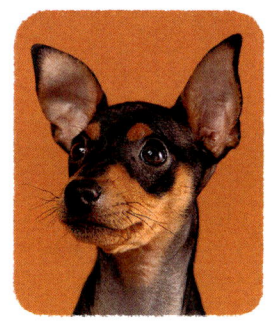
강아지

그림 합치기

<보기>를 참고하여 왼쪽 그림을 합쳐, 오른쪽에 그려보세요.

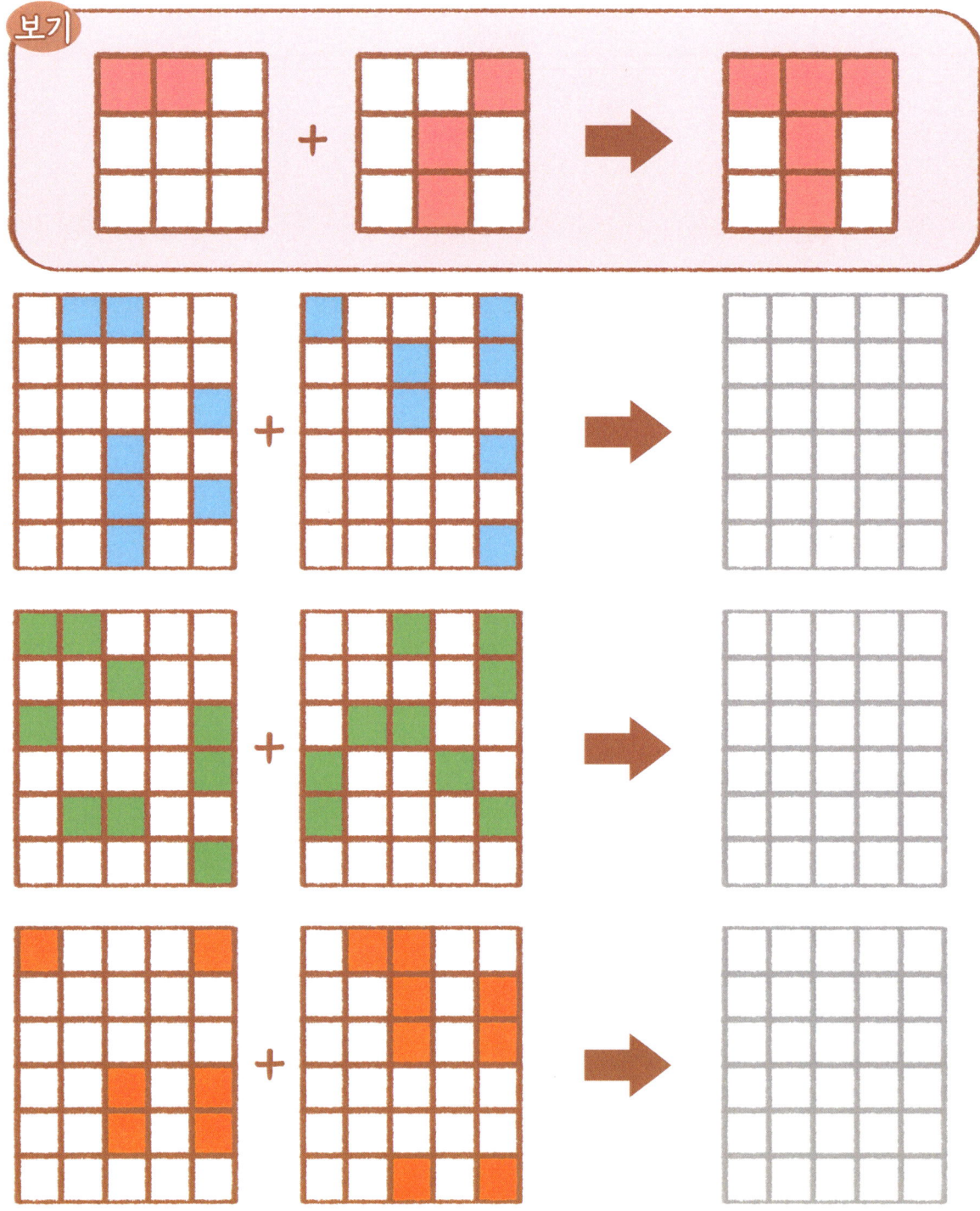

정답으로 나온 것들을 합치면 어떤 단어가 되나요? _____

계산력 훈련 　　　　　　　　　　　　　　　　　　　　　년　월　일　요일

과녁 맞히기 게임

세트별로 과녁에 5발씩 쏘았을 때, 두 명 중 누가 게임에서 이겼는지 맞혀보세요.

사람	1세트	2세트
강하진		
윤현백		

1세트에서 이긴 사람은 누구인가요?　　　정답: _____

2세트에서 이긴 사람은 누구인가요?　　　정답: _____

1세트와 2세트의 결과를 합했을 때
이긴 사람은 누구인가요?　　　　　　　　정답: _____

규칙 따라 길 찾기

아래의 규칙을 따라 출발에서 도착까지 가보세요.

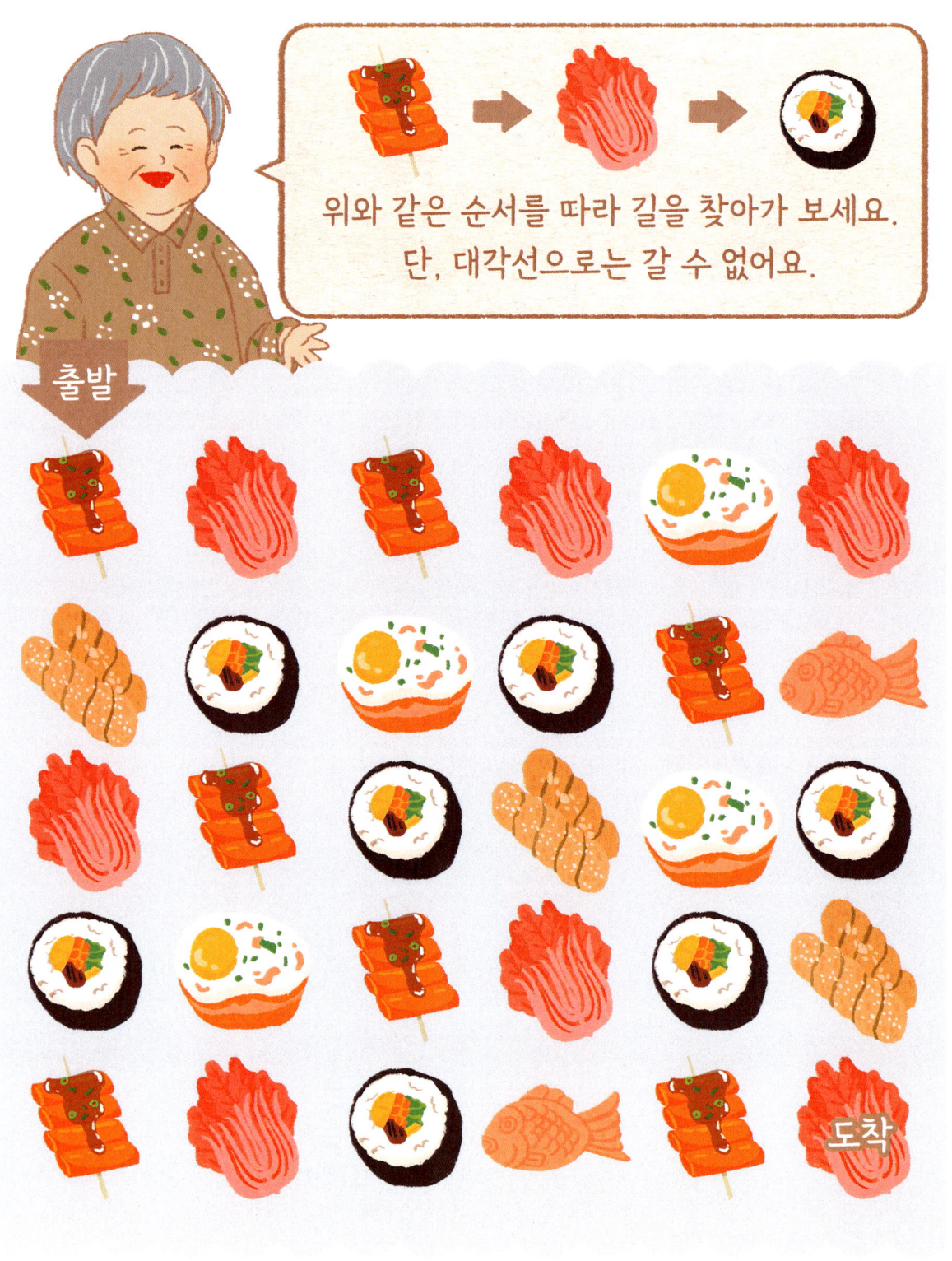

영어 숫자 따라 쓰기

영어 숫자를 소리 내 읽어 보고, 따라 적어보세요.

1 one [원]

2 two [투]

3 three [쓰리]

4 four [포]

5 five [파이브]

6 six [씩스]

7 seven [쎄븐]

8 eight [에이트]

9 nine [나인]

10 ten [텐]

알맞은 색 찾기

왼쪽 그림에 알맞은 색을 찾아 선으로 연결하고, 해당 색으로 색칠해 보세요.

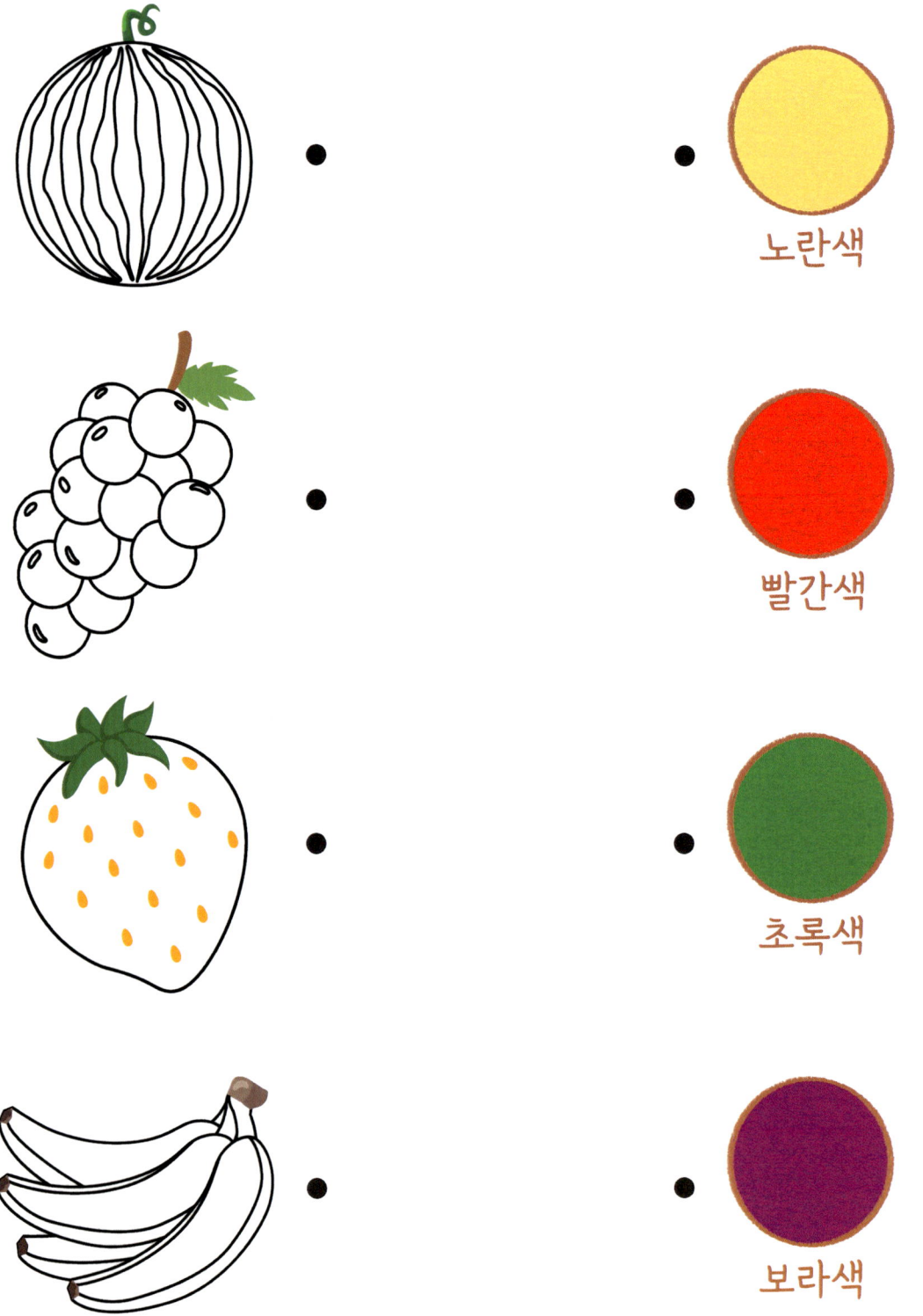

계산력 훈련   년 월 일 요일

화분에 물 주는 날

각각의 화분에 대한 설명을 보고, 물을 줘야 하는 날에 번호를 적어보세요.

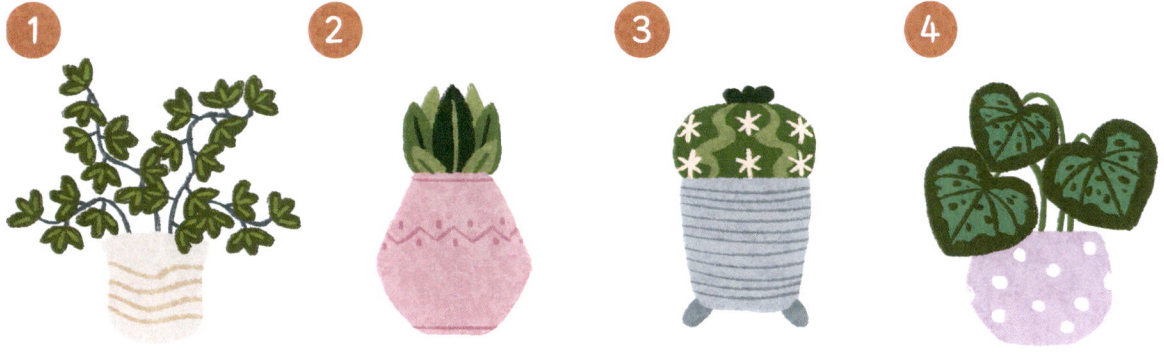

① 5일 간격으로 물을 주세요.
② 7일 간격으로 물을 주세요.
③ 매주 토요일마다 물을 주세요.
④ 10일 간격으로 물을 주세요.

일요일	월요일	화요일	수요일	목요일	금요일	토요일
		1 ①②	2	3 ④	4	5 ③
6 ①	7	8	9	10	11	12
13	14	15	16	17	18	19
20	21	22	23	24	25	26
27	28	29	30	31		

색종이 자르기

색종이를 반으로 접어 선을 따라서 오리면 어떤 모양이 되는지 찾아보세요.

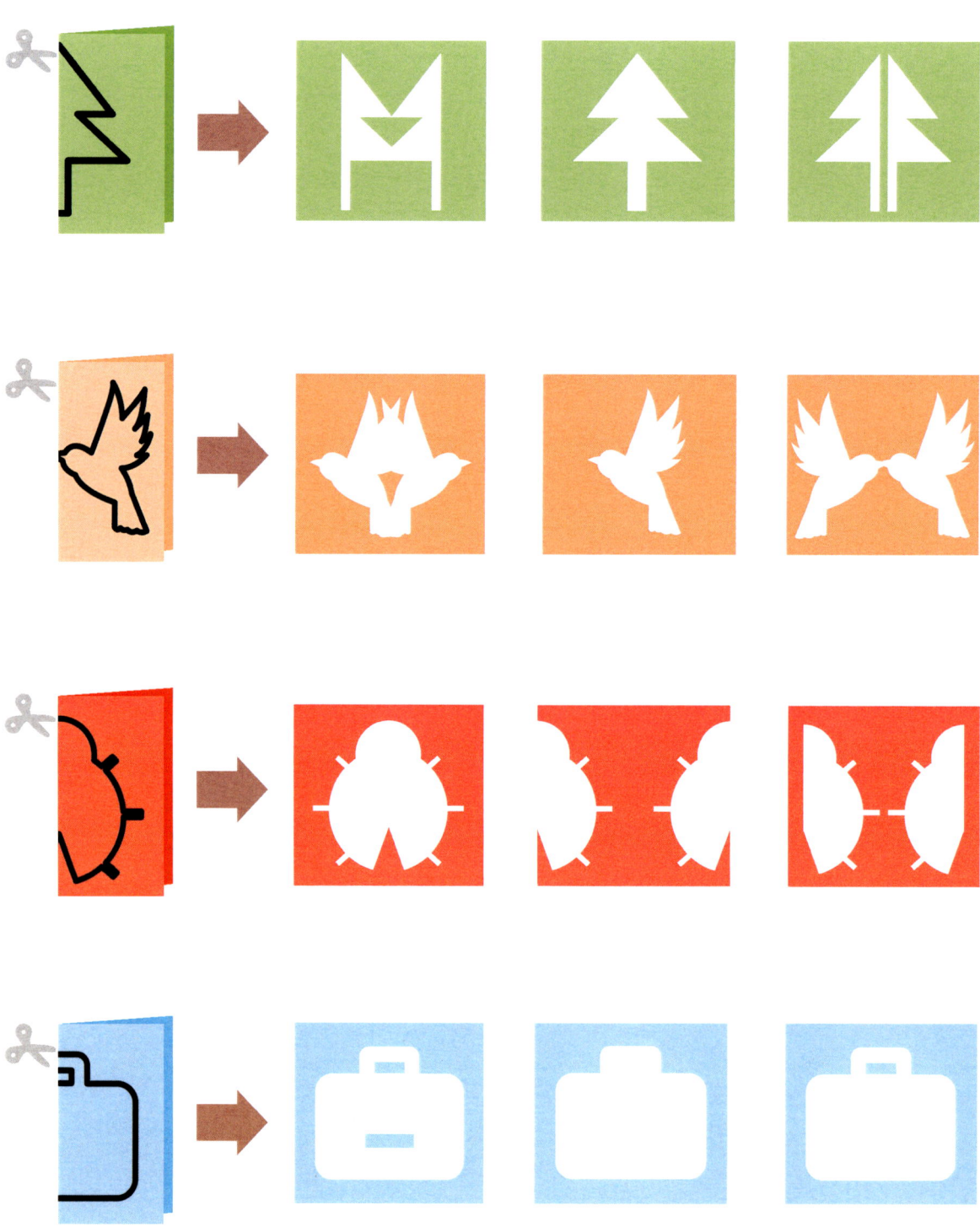

집중력 훈련   년   월   일   요일

핸드폰 누르기

핸드폰 화면에 주어진 숫자를 순서대로 눌렀을 때 나오는 그림에 동그라미 해보세요.

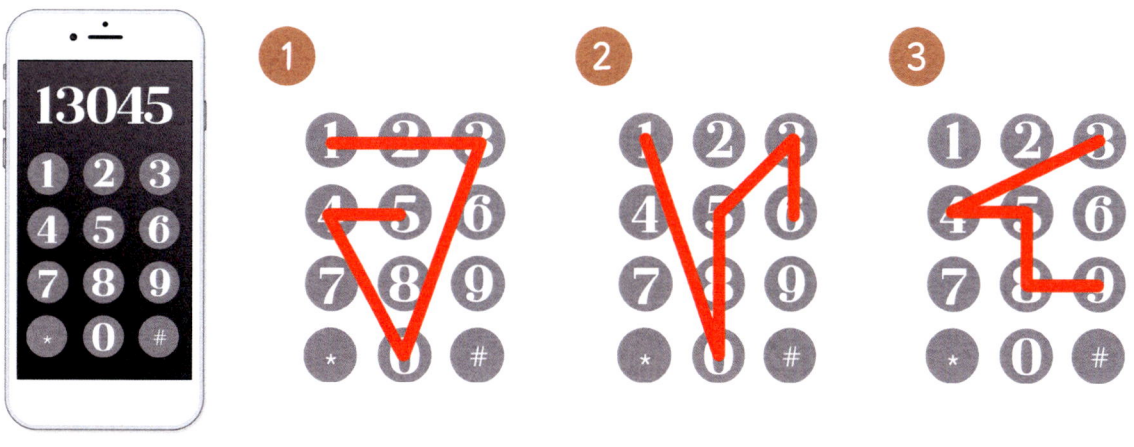

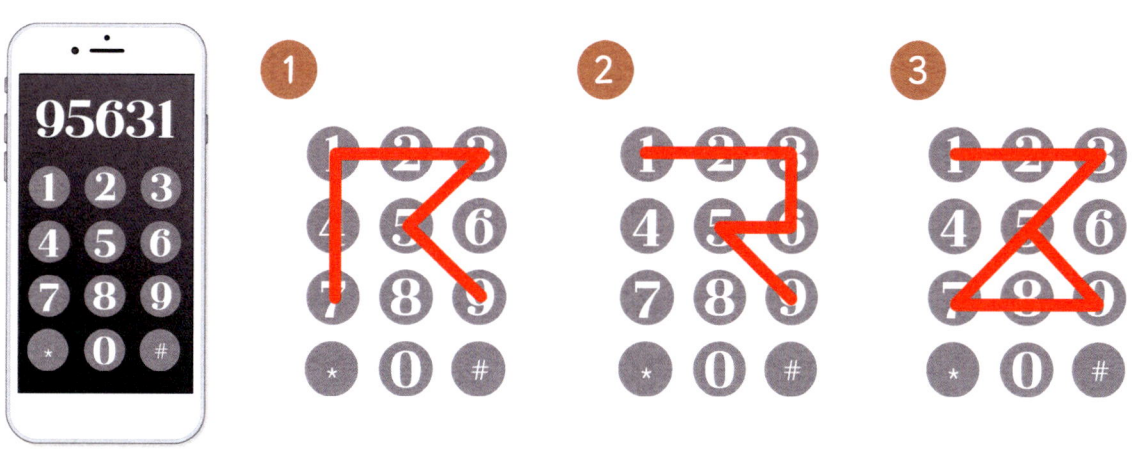

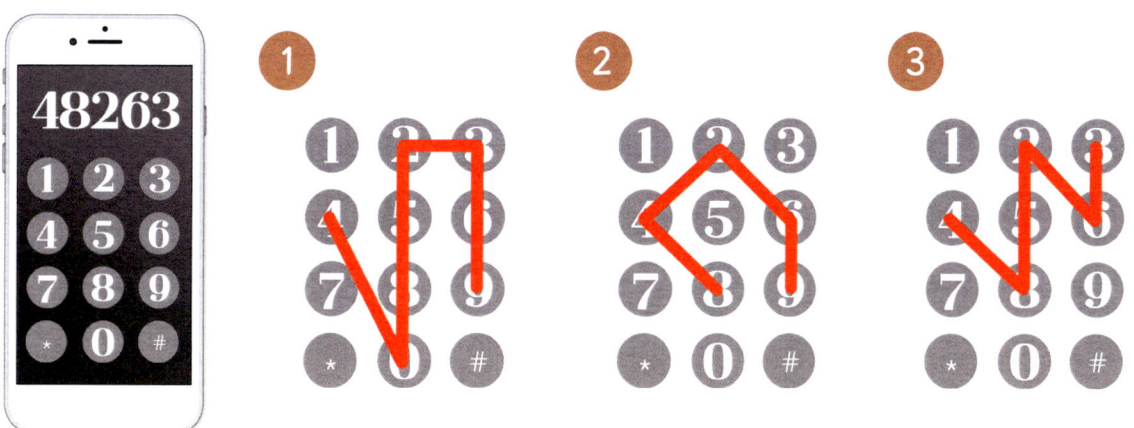

지워진 그림 완성하기

왼쪽 그림을 참고하여 오른쪽 그림을 완성하고, 원하는 색으로 색칠해 보세요.

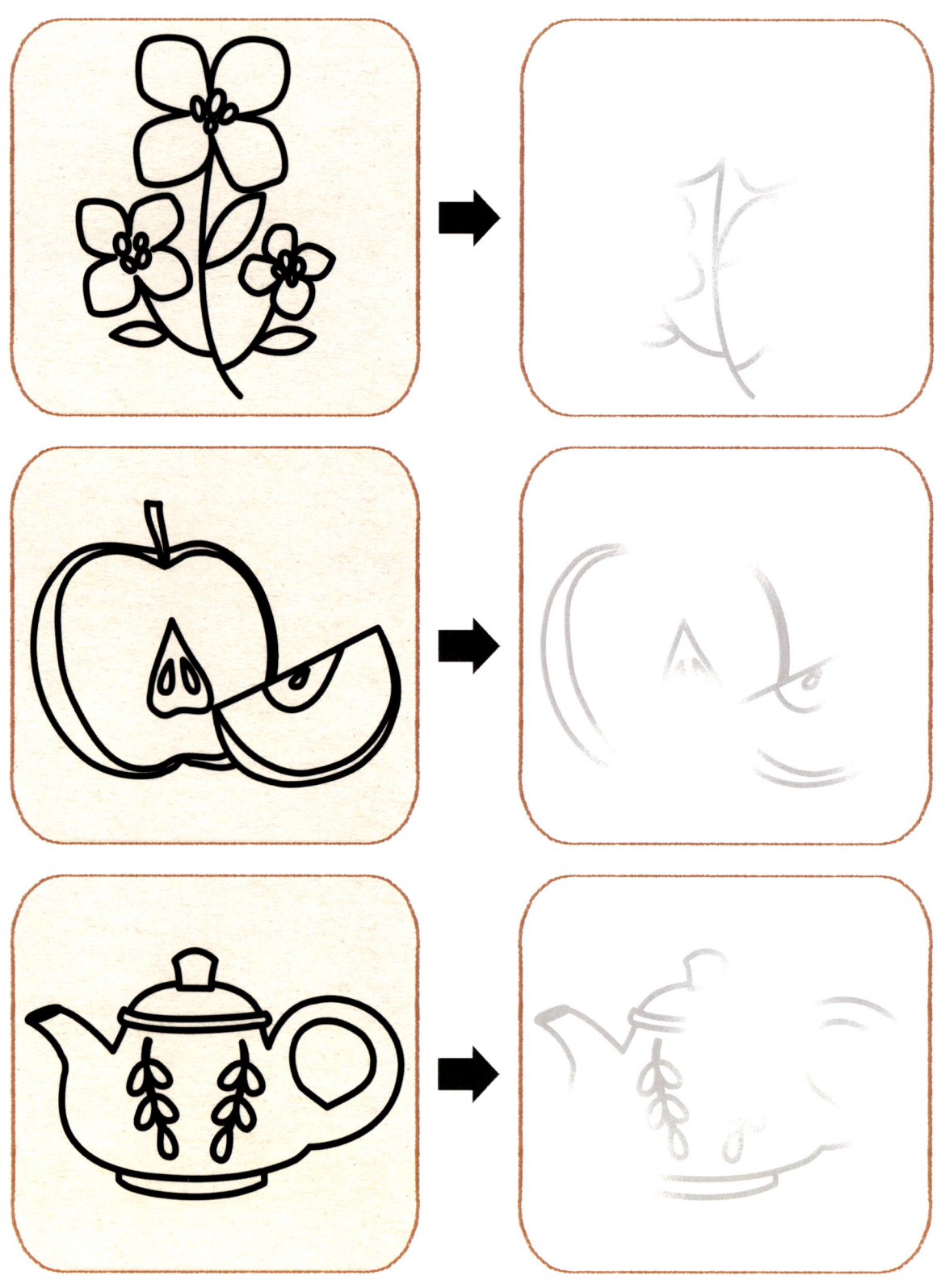

동물 기억하기 1

빈칸에 알맞은 글자를 써넣어 동물의 이름을 완성하고, 동물들을 기억해 보세요.

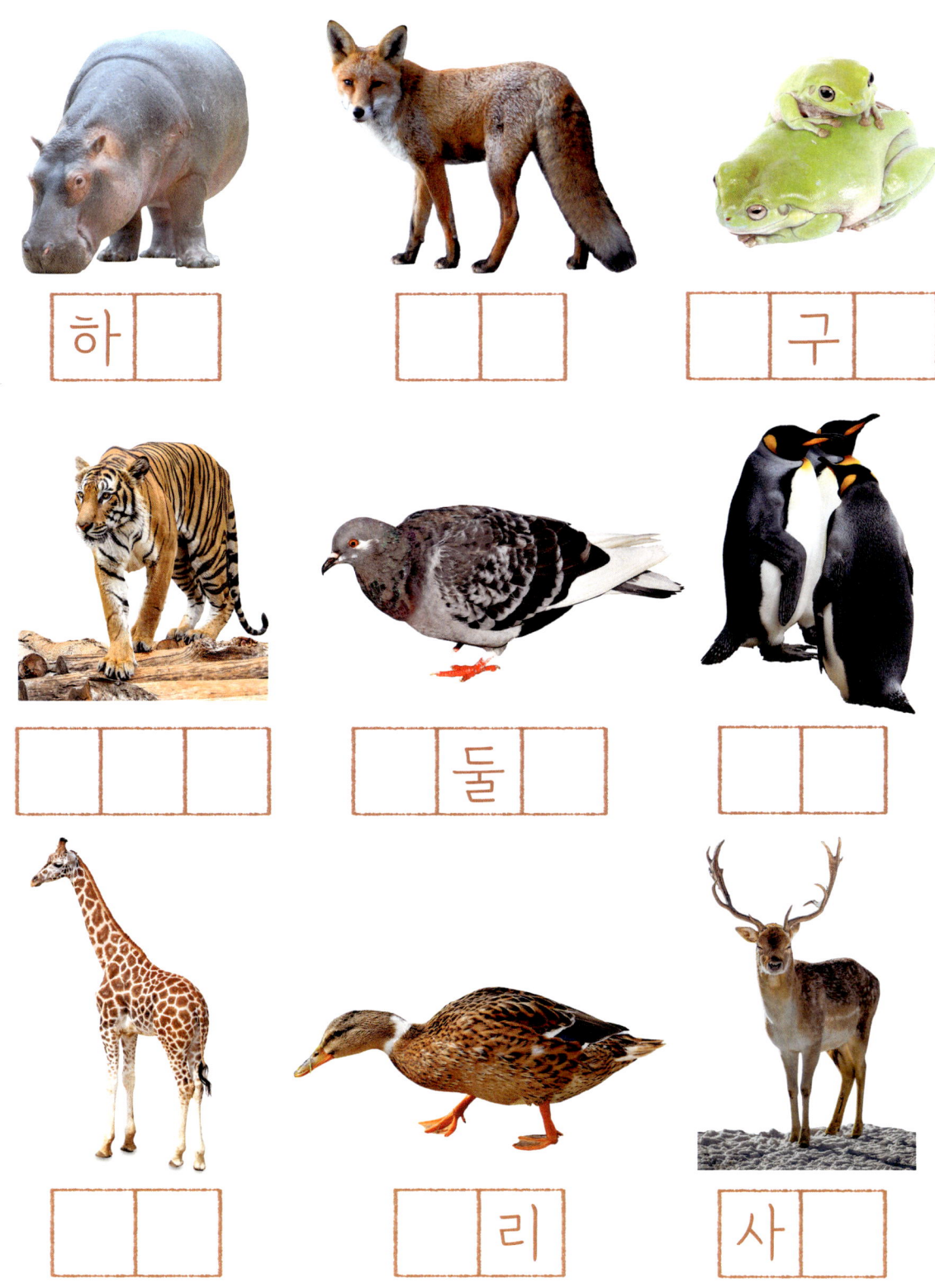

동물 기억하기 2

앞 장을 잘 기억해 보고, 앞 장에 없었던 동물을 찾아 동그라미 해보세요.

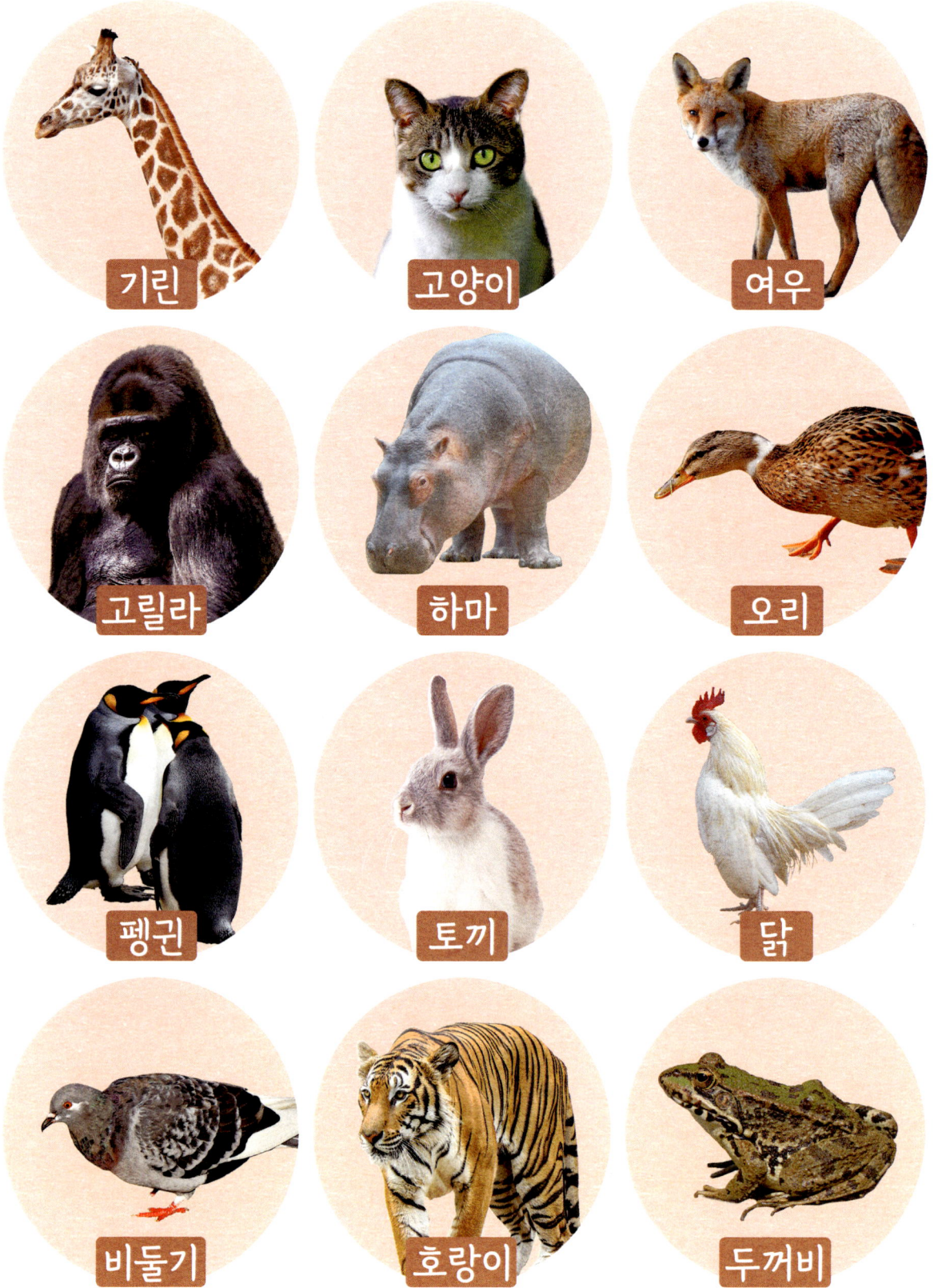

기린 고양이 여우
고릴라 하마 오리
펭귄 토끼 닭
비둘기 호랑이 두꺼비

어제 일기

어제의 모습을 떠올리며, 어제의 일기를 적어봐요.

✳ 어제 날씨는 어땠나요?

✳ 어제 기분은 어땠나요? 나의 모습을 그려봐요.
😋 좋았어요.   😐 보통이었어요.   😔 우울했어요.
🙂 괜찮았어요.   😠 화났어요.   😢 슬펐어요.

✳ 어제는 어떤 음식을 먹었나요?

아침: _____

점심: _____

저녁: _____

간식: _____

가장 맛있었던 음식: _____

✳ 어제 어떤 사람을 만났는지 적어보세요.

_____

✳ 어제 어떤 곳에 갔는지 적어보세요.

_____

✳ 어제 무슨 일을 했는지 적어보세요.

_____

_____

정답

p.2

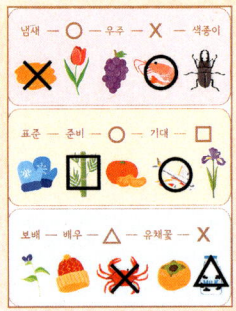

p.3

p.4

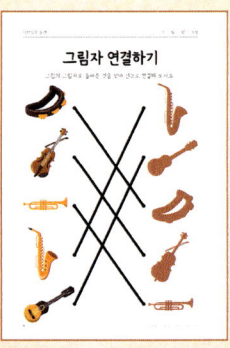

p.5

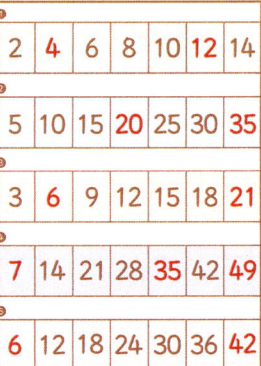

p.6

연꽃: 11송이
거북이: 3마리
잉어: 15마리

p.8

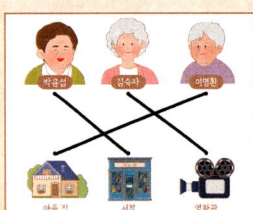

p.11

힌트 1) 육지
힌트 2) 4
힌트 3) 꼬리
힌트 4) 꿀꿀

돼지

p.12

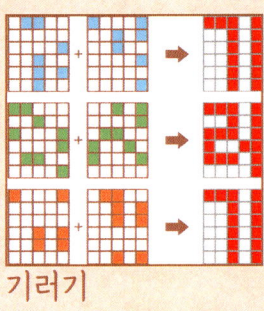

기러기

p.13

1세트
강하진: 39
윤현백: 40
2세트
강하진: 43
윤현백: 41

1. 윤현백
2. 강하진
3. 강하진

p.14

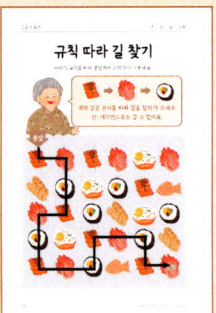

p.16

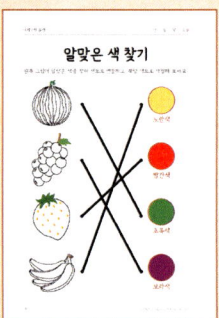

p.17

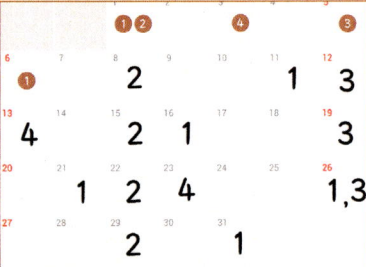

p.18

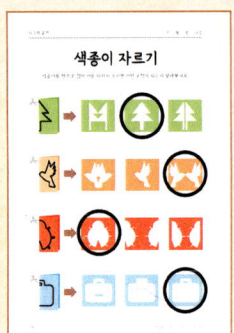

p.19

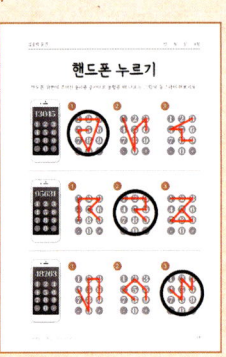

p.21

하마, 여우, 개구리
호랑이, 비둘기, 펭귄
기린, 오리, 사슴

p.22

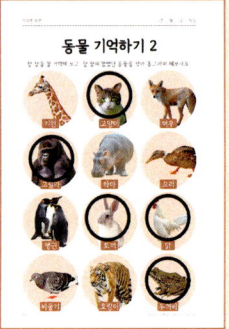